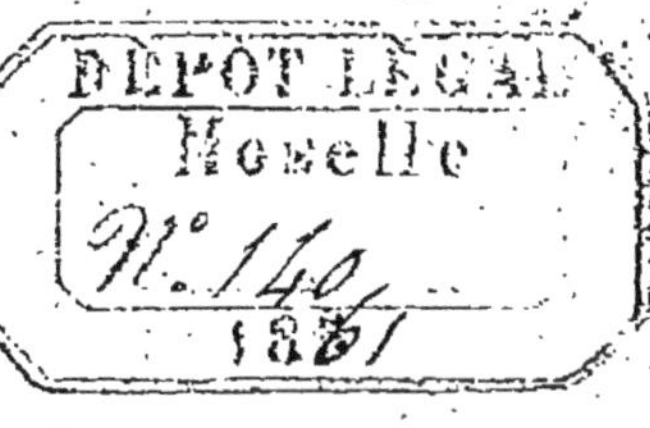

LA
RONDE DES NAINS

TONYK ET MYLIO

PAR

E. SOUVESTRE

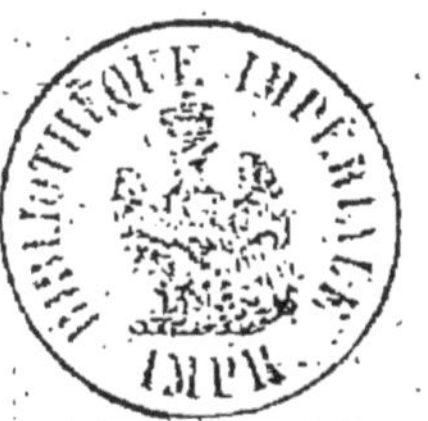

TEXTE ILLUSTRÉ

DE JOLIES VIGNETTES COLORIÉES

COMPOSÉES PAR

A. BELIN

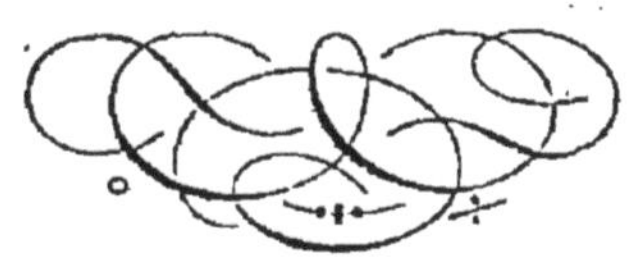

Lithographie artistique de la Lorraine

HAGUENTHAL, ÉDITEUR

A PONT-A-MOUSSON (Meurthe).

1861

Cette collection de six petits volumes est tirée des œuvres
de M. ÉMILE SOUVESTRE,
appartenant à MM. MICHEL LÉVY, FRÈRES,
Libraires à Paris.

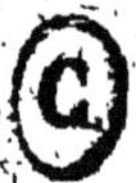

Metz. — Typ. de J. Verronnais.

LA RONDE DES NAINS

OU

LES KORILS DE PLAUDEN (*).

Il y avait autrefois dans le pays du *blé blanc* et dans celui de la *pointe de terre* (**) une race de nains ou *korigans* partagée en quatre peuplades qui habitaient les bois, les landes, les vaux et les métairies. Ceux qui habitaient les bois s'appelaient *korni-kaneds*, parce qu'ils

(*) Cette tradition est répandue dans la Cornouaille comme dans l'évêché de Vannes. M. Corentin Tranois l'a recueillie dans le premier de ces pays et en a publié une charmante version dont nous avons profité (voyez la *Revue de Bretagne*, mars 1834).

(**) *Kern-é;* mot à mot, *c'est la corne*, c'est-à-dire la *pointe* de la terre. Ce nom, donné à la Cornouaille, exprime sa position à l'extrémité de l'Europe, et l'on n'a fait que le traduire en latin lorsqu'on a appelé ce pays *Cornu Galliæ*.

chantaient dans de petites cornes qu'ils portaient suspendues à leurs ceintures; ceux qui habitaient les landes s'appelaient *korils* parce qu'ils passaient toutes les nuits à danser des rondes au clair de lune, et ceux qui habitaient les vaux s'appelaient *poul-pikans*, c'est-à-dire qui ont leurs terriers dans les lieux bas (*). Quant aux *teuz*, c'étaient de petits hommes noirs qui se tenaient dans les prés et les blés murs; mais, comme les autres korigans les accusèrent d'être les amis des chrétiens, ils furent obligés de s'enfuir dans le Léonnais où il en reste encore peut-être quelques-uns.

Au temps dont je parle, il n'y avait donc plus déjà, par ici, que des kornikaneds, des poulpikans et des korils; mais ils étaient en si grand nombre, que, la nuit venue, bien peu

(*) *Korni-kaneds*; nom composé de *korn*, corne, et de *kana*, chanter; *kouril* ou *koril*, du mot *korol*, danse; *poul-pikans*, de *poul*, lieu bas, mare, et de *pika*, fouiller; *teuz* ou *deuz*, de *du*, noir.

de gens osaient s'aventurer près de leur palais de pierre.

Il y avait surtout en Plaudren, auprès du petit bourg de Loqueltas, une lande appelée *Mottenn-Dervenn* (ou, comme diraient les Gallots, la *terre du chêne*), dans laquelle se trouvait un grand village de korils que l'on peut voir encore aujourd'hui. Les méchants nains y venaient danser toutes les nuits, et celui qui osait alors traverser la lande était sûr d'être entraîné dans leur ronde et forcé de tourner avec eux jusqu'au premier chant du coq; aussi ne se hasardait-on pas à y aller.

Cependant, un soir, Bénéad Guilcher, qui revenait avec sa femme d'un champ où il avait mené la charrue tout le jour pour le compte d'un fermier de Cadoudal, prit par la lande hantée afin de raccourcir le chemin. Il était de bonne heure, et il espérait que les korigans n'auraient point encore commencé leur danse; mais, arrivé au milieu du *Mottenn-Dervenn*, il les aperçut éparpillés autour des grandes pierres, comme des oiseaux sur un champ de blé. Il allait retourner en arrière, lorsque les cornes des nains des bois et les cris d'appel des nains des vallées retentirent derrière lui. Bénéad sentit ses jambes trembler, et dit à sa femme :

— Sainte Anne! nous sommes perdus; car voici les kornikaneds et les poulpikans qui viennent rejoindre les korils pour mener le bal toute la nuit. Ils nous forceront à danser jusqu'au jour et mon pauvre cœur n'y pourra tenir.

De fait, les troupes de korigans arrivaient de tous côtés, entourant Guilcher et sa femme comme les mouches de l'août entourent une goutte de miel; mais ils s'écartèrent en apercevant la petite fourche à nettoyer la charrue que Bénéad tenait à la main, et ils se mirent à chanter tous ensemble :

Laissons-le, laissons-la,
Fourche de charrue il a;
Laissons-la, laissons-le,
La fourchette est avec eux. (*)

Guilcher comprit alors que le bâton qu'il tenait à la main était une défense magique contre les korigans, et il passa au milieu d'eux avec sa *moitié de ménage* sans avoir rien à souffrir.

Ce fut un avertissement pour le pays. A partir de ce jour, tout le monde sortit le soir avec la petite fourche, et l'on put traverser, sans crainte, les bruyères et les vaux.

Mais Bénéad ne trouva pas que ce fut assez d'avoir rendu ce service aux Bretons; c'était un homme d'esprit curieux et subtil, et d'aussi joyeuse humeur qu'aucun bossu des quatre

(*) Lez-hi, lez-hon,
Bâc'h an arér zo gant hon;
Lez-hon, lez-hi,
Bâc'h arér zo gant hi.

évêchés bretonnants. Car je ne vous ai point encore dit que Bénéad portait une bosse de naissance placée juste entre les deux épaules, et dont il eût bien voulu se défaire au prix coûtant. Du reste, on le regardait comme un bon *mercenaire*, gagnant sa journée en conscience, et, aussi, comme un vrai chrétien.

Un soir, ne pouvant plus résister à son désir, il prit sa petite fourche, après s'être recommandé à sainte Anne, et s'en alla vers le *Mottenn-Dervenn*.

Du plus loin que les korils le virent, ils accoururent en criant :

— C'est Bénéad Guilcher !

— Oui, mes petits hommes, c'est moi, répondit le bossu jovial : je viens vous faire une visite de voisinage.

— Sois le bienvenu, répliquèrent les korils. Veux-tu danser avec nous?

— Faites excuse, braves gens, reprit Guilcher: mais vous avez l'haleine trop longue pour un pauvre infirme.

— Nous nous arrêterons quand tu le voudras, crièrent les korils.

— Me le promettez-vous, dit Bénéad, qui n'eût pas été fâché d'essayer la ronde, par curiosité, pour pouvoir en parler.

— Nous te le promettons, répondirent les nains.

— Sur la croix du Sauveur?

— Sur la croix du Sauveur.

Le bossu, persuadé qu'un pareil serment le mettait à l'abri de tout malheur, prit place dans la chaîne, et les korils commencèrent la ronde en répétant leur chant accoutumé:

Lundi, mardi, mercredi,
Lundi, mardi, mercredi (*).

Au bout de quelques instants, Guilcher s'arrêta.

— Sauf le respect que je vous dois, mes gentilshommes, dit-il aux nains, votre chanson et votre danse me paraissent peu variées; vous vous arrêtez trop tôt dans la semaine, et, sans être un rimeur habile, je crois que je puis allonger le refrain.

— Voyons! voyons! répétèrent les nains.

Alors le bossu reprit:

Lundi, mardi, mercredi.
Jeudi, vendredi, samedi.

Une grande rumeur s'éleva parmi les korils.

— *Stard! Stard* (**)! crièrent-ils, en entou-

(*) C'est le chant des korigans : *di-lun*, *di-meurs*, *dimerc'her*. La suite du récit apprend pourquoi ils ne dépassaient pas ces trois jours de la semaine.

(**) Cri d'encouragement des Bretons; ils disent aussi, dans le même sens, *hardi!* mais l'origine celtique de ce dernier mot nous paraît douteuse.

rant Guilcher; tu es un chanteur d'esprit et un beau danseur: répète, répète!

Le bossu répéta:

Lundi, mardi, mercredi,
Jeudi, vendredi, samedi;

tandis que les korils tournaient avec une joie folle. Enfin, ils s'arrêtèrent, et, se pressant autour de Guilcher, ils dirent tous à la fois:

— Que veux-tu? que désires-tu? richesse ou beauté? Fais un souhait, et nous te donnerons ce que tu auras voulu.

— Parlez-vous sérieusement? demanda le journalier.

— Que nous soyons condamnés à ramasser grain à grain tout le mil de l'évêché, si nous te trompons, répondirent-ils.

— Hé bien, reprit Guilcher, puisque vous voulez me faire un cadeau et que vous m'en laissez le choix, je ne vous demande qu'une chose, c'est d'enlever ce que j'ai là, entre les deux épaules, et de me rendre aussi droit que le bâton de la bannière de Loqueltas.

— Bien, bien, répliquèrent les korils, sois tranquille ; viens ici !...

Et, saisissant Guilcher, ils le firent pirouetter dans l'air, ils le lancèrent de l'un à l'autre, comme une pelote de laine, jusqu'à ce qu'il eût achevé le tour du cercle. Alors il retomba sur ses pieds, étourdi, étouffé, mais sans bosse! Bénéad était rajeuni, agrandi, embelli! à moins d'être sa mère, c'était à ne plus le reconnaître.

Vous devinez quel étonnement quand il reparut à Loqueltas! On ne pouvait croire que ce fût Guilcher ; sa femme elle-même ne savait trop si elle devait le recevoir. Pour se faire reconnaître il fallut que l'ancien bossu lui dît, au juste, combien elle avait de coiffes dans sa *credence* (*) et quelle était la couleur de ses bas. Enfin, quand on fut assuré que c'était bien lui, chacun voulut savoir comment avait pu se faire un pareil changement; mais Bénéad pensa que s'il l'avouait, on le regarderait comme le compère des korigans, et que toutes les fois qu'il y aurait un bœuf égaré ou une chèvre disparue, on s'en prendrait à lui pour les retrouver. Aussi répondit-il à ceux qui l'interrogeaient que tout s'était fait à son insu pendant qu'il dormait sur la lande. Les mal tournés le crurent et allèrent, tous les jours, se coucher dans les bruyères, avec l'espoir de se réveiller plus droits; mais d'autres comprirent qu'il y avait un secret dont Guilcher ne voulait rien dire.

Parmi ceux-ci se trouvait un tailleur aux cheveux rouges et aux yeux de travers, que l'on appelait Perr Balibouzik, parce qu'il bredouil-

(*) *Credanz*; armoire dans le breton de Vannes. C'est évidemment de là qu'est venu *credence*, vieux mot français encore en usage dans plusieurs provinces pour désigner une sorte de buffet.

lait en parlant. Ce n'était point, comme sont d'habitude ses pareils, un compagnon rimeur aussi gai sur son établi que le rouge-gorge sur sa branche et sentant les crêpes de froment d'aussi loin que le chien sent le gibier; Balibouzik ne riait pas, ne chantait jamais et ne se nourrissait que de pain d'orge, dans lequel on voyait les pailles. C'était un avare, et, de plus, un mauvais chrétien qui prêtait son argent à de si gros intérêts, qu'il ruinait tous les pauvres journaliers du pays. Guilcher lui devait cinq écus depuis longtemps, sans pouvoir les rendre; Perr alla le trouver et les lui demanda de nouveau. L'ancien bossu s'excusa, en promettant de s'acquitter après les foins; mais Balibouzik déclara qu'il ne lui accorderait un délai qu'à la condition de savoir qui l'avait rajeuni et redressé. Ainsi forcé de tout avouer, Guilcher raconta sa visite aux korils; il dit quels mots il avait ajoutés à leur refrain et comment on lui avait donné à choisir entre deux souhaits.

Perr se fit répéter plusieurs fois tous les détails, puis s'en alla, en avertissant son débiteur qu'il lui laissait huit jours pour trouver les cinq écus.

Mais ce qu'il venait d'apprendre avait éveillé toute sa rage d'avarice. Il résolut, dès le soir même, de se rendre au *Mottenn-Dervenn*, de se mêler à la danse des korigans, et d'obtenir aussi le choix entre les deux souhaits proposés à Guilcher : richesse ou beauté.

Dès que la lune fut levée, voilà donc Balibouzik le louche qui s'achemine vers la lande, sa petite fourche à la main. Les korils l'aperçoivent, accourent à sa rencontre et lui demandent s'il veut danser. Perr y consent, après avoir fait ses conditions comme Bénéad, et il entre dans la ronde des petits hommes noirs qui se mettent à répéter le refrain agrandi par Guilcher :

Lundi, mardi, mercredi,
Jeudi, vendredi, samedi.

— Attendez ! s'écrie le tailleur saisi d'une inspiration subite ; moi aussi, je veux ajouter quelque chose à votre chanson.

— Ajoute, ajoute, répondirent les korils.

Et tous reprirent ensemble :

Lundi, mardi, mercredi,
Jeudi, vendredi, samedi.

Ils s'arrêtèrent, et Balibouzik ajouta seul en bégayant :

Et di... di... di... dimanche aussi.

Les nains poussèrent une longue clameur.

— Après ! crièrent-ils tous à la fois.

Di... dimanche aussi.

répéta le tailleur.

— Mais après... après.

— *Di... dimanche.*

— Après, après, après !

— *Di... dimanche aussi !*

Le cercle des korils se rompit; tous couraient comme furieux de ne pouvoir se faire comprendre. Le pauvre bègue épouvanté, demeura la bouche ouverte, sans pouvoir rien dire. Enfin les flots de petites têtes noires s'apaisèrent un peu; ils entourèrent Balibouzik, et mille voix crièrent en même temps:

— Fais un souhait? fais un souhait!

Perr reprit courage.

— Un sou... sou... hait, répéta-t-il; Guilchèr a choisi entre richesse et beauté.

— Oui; Guilcher a choisi beauté et laissé richesse.

— Hé bien, moi, je choisis ce que Guil.... Guilcher a laissé.

— Bien, bien! crièrent les korils; viens ici; tailleur.

Perr enchanté s'approcha; ils l'enlevèrent comme ils avaient enlevé Bénéad, le firent rebondir de main en main jusqu'au bout de la chaîne, et quand il retomba sur ses pieds, il avait entre les deux épaules ce que Guilcher avait laissé, c'est-à-dire une bosse!

Le tailleur ne s'appelait plus Balibouzik tout court; c'était maintenant Tortik-Balibouzik.

Le pauvre déformé revint à Loqueltas, honteux comme un chien qui a eu la queue coupée. Dès qu'on apprit ce qui lui était arrivé, il n'y eut personne qui ne voulût le voir. Toutes les commères venaient, avec un vieux sabot dans la main, sous prétexte de demander du feu, et chacune criait Jésus! en voyant son dos devenu aussi rond que la mardelle d'un puits. Perr enrageait sous sa bosse et jurait tout bas qu'il se vengerait de Guilcher; car lui seul était cause du malheur; c'était le favori des korigans et il leur avait, sans doute, demandé de faire cet affront à son créancier.

Aussi, les huit jours promis une fois écoulés,

Tortik-Balibouzik annonça à Bénéad que s'il ne pouvait lui payer ses cinq écus, il allait avertir les hommes de justice de faire tout vendre chez lui. Bénéad eut beau le prier, le nouveau bossu ne voulut rien écouter et annonça que, dès le lendemain, il mettrait en foire (*) ses meubles, ses outils et son pourceau.

La femme de Guilcher jeta les hauts cris, en répétant qu'ils étaient déshonorés dans la paroisse, qu'il ne leur restait plus qu'à prendre le bissac et le bâton blanc pour aller mendier aux portes; que c'était bien la peine, à Bénéad, d'être devenu un homme droit et de belle prestance pour se laisser mettre la ceinture de paille (**), et mille autres choses sans raison,

(*) Expression bretonne pour désigner la vente chez un débiteur : *Ober foar var arrebeury.*

(**) Expression bretonne, venant de ce qu'autrefois les insolvables étaient promenés autour de la paroisse avec une ceinture de paille. La paille avait, du reste, une signification symbolique conservée même de nos jours (voyez la *Saisie Brandon*).

comme en disent les femmes affligées.... et celles qui ne le sont pas.

A toutes ces plaintes, Guilcher ne répondait rien, sinon qu'il fallait s'en remettre à la volonté de Dieu et de la Vierge; mais son cœur était humilié jusqu'au fond. Il se reprochait maintenant de n'avoir point préféré richesse à beauté, quand on lui avait laissé le choix, et il eût voulu pouvoir reprendre sa bosse bien garnie d'écus d'or ou même d'argent. Après avoir cherché en vain un moyen de sortir d'embarras, il se décida donc à retourner au *Mottenn-Dervenn.*

Les korils le reçurent avec des clameurs de joie, comme la première fois et lui firent place dans leur ronde. Quoique Bénéad n'eût guère le cœur au plaisir il ne voulut point attrister la danse et il se mit à sauter de toutes ses forces. Les nains ravis couraient comme les feuilles mortes que le vent fait tourbillonner en hiver. Tout en courant, ils répétaient le premier vers de leur chanson, leur compagnon répondait par le second, ils reprenaient le troisième, et, comme c'était le dernier, Guilcher était obligé de terminer l'air sans paroles, ce qui, au bout de quelque temps, lui parut ennuyeux.

— Si j'osais dire mon avis, mes petits seigneurs, dit-il aux korigans; votre chanson me fait le même effet que le chien du boucher, elle marche sur trois jambes.

— C'est la vérité!. c'est la vérité! crièrent toutes les voix.

— Je crois, reprit Bénéad, qu'elle aurait meilleure façon si on lui ajoutait un quatrième pied.

— Ajoute, ajoute! répétèrent les nains.

Et tous reprirent d'une voix perçante:

> Lundi, mardi, mercredi,
> Jeudi, vendredi, samedi,
> Avec le dimanche aussi...

Il y eut un court silence ; les nains attendaient ce que Guilcher allait dire.

— Et voilà la semainé finié!

acheva-t-il gaiement.

Mille cris qui ne formaient qu'un cri s'élevèrent de tous les côtés de la lande. En un instant, tout fut couvert de korigans qui accouraient; il en sortait des touffes d'herbes, des bouquets de genêts, des fentes de rochers; on eût dit une ruche de petits hommes noirs; tous ils gambadaient parmi les bruyères en criant :

Guilcherik, notre cher sauveur,
A rempli l'arrêt du Seigneur (*).

— Sur mon salut, que veut dire ceci? s'écria Bénéad étonné.

— Cela veut dire, répliquèrent les korigans, que Dieu nous avait condamnés à rester parmi les hommes et à danser toutes les nuits, sur

(*) Guilcherik, ar mignonn' dy,
Neuz achiv arrest ar mæstri.

les landes, jusqu'à ce qu'un chrétien eût complété notre refrain ; tu l'avais déjà allongé et nous espérions que le tailleur envoyé par toi le finirait; mais il s'est arrêté au moment de l'achever, et c'est pourquoi nous l'avons puni. Tu viens heureusement de faire ce qu'il n'avait point fait; notre temps d'épreuve est fini et nous retournons dans notre royaume qui s'étend sous la terre, plus bas que la mer et les rivières.

— S'il en est ainsi, dit Guilcher, et que vous m'ayez cette obligation, ne partez point sans tirer de peine un ami.

— Que te faut-il?

— De quoi payer Balibouzik aujourd'hui et le fournier (*) toujours.

— Prends nos sacs, prends nos sacs! s'écrièrent les korigans.

(*) Ce sont les fourniers qui, dans les villages bretons, exercent la profession de boulangers.

Et ils jetèrent aux pieds de Bénéad les petites poches de toile rousse qu'ils portaient en bandoulière.

Celui-ci en ramassa autant qu'il en put porter et s'encourut tout joyeux à la maison.

— Allumez la résine, cria-t-il à sa femme, en entrant, et fermez la claie, afin qu'aucun voisin ne puisse nous voir, car j'apporte de quoi acheter trois paroisses avec leurs juges et leurs recteurs.

En même temps, il déposa sur la table tous les petits sacs et se mit à les ouvrir. Mais, hélas! il avait calculé le prix du beurre avant d'avoir acheté la vache (*)! Les sacs ne renfermaient que du sable, des feuilles mortes, des crins et une paire de ciseaux.

A cette vue, il poussa un si grand cri, que

(*) Trompuz a zo compodi an amonenn,
Pe ar buoh, no zo kuet chaos perneinn.
(Dialecte de Vannes.)

C'est l'équivalent de notre proverbe sur la peau de l'ours, qu'il ne faut pas vendre avant d'avoir tué l'animal.

sa femme, qui était allée fermer la porte, revint sur ses pas en demandant ce qu'il y avait. Bénéad lui raconta sa promenade au *Mottenn-Dervenn*, et tout ce qui s'y était passé.

— Que sainte Anne nous assiste! s'écria la femme effrayée, les korigans se sont joués de vous.

— Hélas! je le vois bien maintenant, répondit Guilcher.

— Et vous avez osé, malheurenx que vous êtes! toucher à ces sacs qui ont appartenu à des maudits.

— Je croyais y trouver quelque chose de meilleur, répondit piteusement Bénéad.

— Il ne vient rien de valeur de qui ne vaut rien, répliqua la vieille femme; ce que vous apportez là va jeter un mauvais sort sur la maison; Jésus! pourvu qu'il me reste de l'eau bénite.

Elle courut à son lit, décrocha du mur un

petit bénitier de faïence et y trempa une branche de buis; mais à peine la rosée de Dieu eut-elle touché les sacs, que les crins se changèrent en colliers de perles, les feuilles mortes en pièces d'or et le sable en diamants! L'enchantement était détruit et les richesses que les korigans avaient voulu cacher aux chrétiens étaient forcées de reprendre leur véritable apparence!

Guilcher rendit à Balibouzik ses cinq écus; il donna à chaque pauvre de la paroisse un boisseau de blé avec six aunes de toile, et paya au recteur cinquante messes à dix blancs (*); puis il partit avec sa femme pour Josselin, où ils achetèrent une maison et où ils eurent des enfants qui aujourd'hui sont devenus des gentilshommes.

(*) *Blaxk*; c'est le nom que l'on donne, dans le pays de Vannes, au sou parisis (valant quinze deniers tournois).

TONYK ET MYLIO
OU
LES TROIS RENCONTRES.

Du temps que Jésus-Christ et sa mère venaïent souvent visiter la basse Bretagne, alors que l'on trouvait sur les routes autant d'hermitages de saints que l'on voit aujourd'hui de maisons neuves ayant près du seuil une mangeoire et une touffe de l'*herbe qui vient en haut* (*); il y avait dans l'évêché de Léon, deux jeunes seigneurs riches à souhait, et si beaux, que leur mère n'eût rien trouvé à changer dans toute leur personne : ils s'appelaient Tonyk et Mylio.

(*) *Huel-var* ; c'est ainsi qu'on désigne le gui en breton. Les touffes de gui, suspendues au-dessus des portes, indiquent les auberges.

Mylio, qui était l'aîné, courait vers seize ans, et Tonyk n'en avait encore que quatorze. Tous deux recevaient les leçons de maîtres si habiles qu'ils auraient pu déjà se faire recevoir prêtres, si ce n'avait été l'âge et la vocation.

Cependant, Tonyk était pieux, toujours prêt à secourir les pauvres et à pardonner les offenses. L'argent ne lui tenait pas plus à la main que le ressentiment au cœur; tandis que Mylio ne voulait donner à chacun que son dû; encore marchandait-il, et si on l'avait offensé, il ne manquait pas de se venger selon son pouvoir.

Comme Dieu leur avait enlevé leur père quand ils portaient la robe, la veuve, qui était une femme de grande vertu, les avait élevés elle-même; mais, lorsqu'ils furent grands, elle jugea qu'il était temps de les envoyer à un oncle qu'ils avaient au loin, et dont ils pouvaient attendre de bons conseils, outre un grand héritage.

Un jour donc, après avoir donné à chacun d'eux un chapeau neuf, des souliers à boucles d'argent, un manteau violet (*), une bourse pleine et un cheval, elle leur dit de partir pour la maison du frère de leur père.

Les deux jeunes garçons se mirent en route, bien joyeux de voir de nouveaux pays. Leurs chevaux marchaient si vite, qu'au bout de quelques jours ils se trouvèrent dans un autre royaume qui ne produisait ni les mêmes arbres, ni les mêmes blés. Or, un matin qu'ils traversaient un carrefour, ils aperçurent une pauvre femme assise près d'une croix, la figure dans son tablier.

Tonyk arrêta court son cheval pour lui demander ce qu'elle avait, et la mendiante lui

(*) *Limestra*, manteau d'une étoffe particulière, que les Bretons regardent comme fort précieuse.

dit, en sanglotant, qu'elle venait de perdre son fils, qui était tout son bien, et qu'elle restait abandonnée à la charité des chrétiens.

Le jeune garçon fut tout attendri : mais Mylio, qui s'était arrêté à quelques pas, lui cria d'un air moqueur :

— N'allez-vous pas croire tout ce que vous dit la première pleureuse venue? Cette femme est là pour prendre à la pipée la bourse des passants!

— Taisez-vous, mon frère, reprit Tonyk, taisez-vous, au nom de Dieu; vos paroles la font pleurer plus fort. Ne voyez-vous pas qu'elle a l'âge et la taille de notre mère que Dieu protége!

Puis, se penchant vers la mendiante en lui tendant sa bourse :

— Tenez, pauvre femme, dit-il, je ne puis que vous secourir, mais je prierai Dieu qu'il vous console.

La mendiante prit la bourse, et, après l'avoir baisée, elle dit à Tonyk :

— Puisque mon jeune seigneur a voulu enrichir une pauvre femme, il ne refusera pas d'elle cette noix qui renferme une guêpe dont l'aiguillon est de diamant.

Tonyk prit la noix, en remerciant la mendiante, et poursuivit son chemin avec Mylio.

Tous deux arrivèrent bientôt à la lisière d'une forêt où ils aperçurent un petit enfant presque nu qui fouillait dans le creux des arbres en chantant un air inconnu plus triste que les airs de la messe des morts. Souvent il s'arrêtait pour frapper l'une contre l'autre ses petites mains glacées, en disant dans sa chanson : — *J'ai froid ! j'ai froid !* et on entendait ses dents claquer.

Tonyk se sentit près de pleurer à cette vue, et dit à son frère :

— Jésus ! Mylio, voyez-vous comme ce pauvre innocent souffre de la bise.

— Il est donc bien frileux, répondit Mylio ; je ne trouve pas, moi, la bise si froide.

— C'est que vous avez une veste de *velours frisé* (*), et par dessus un habit de drap, et par dessus encore votre manteau violet, tandis que lui n'est vêtu que de l'air du ciel.

— A la bonne heure, fit observer Mylio, mais c'est un petit paysan.

— Hélas ! reprit Tonyk, quand je pense que vous auriez pu naître à sa place, mon frère, le cœur me fend, et je ne puis le voir souffrir ainsi.

A ces mots, il arrêta son cheval, appela le petit garçon et lui demanda ce qu'il faisait là.

(*) *Voulous frizett*, nom donné par nos paysans à l'étoffe connue sous le nom de *panne*.

— Je cherche les *aiguilles ailées* (*) qui se sont endormies dans le creux des arbres, répondit l'enfant.

— Et que veux-tu faire de ces *aiguilles ailées?* dit Mylio.

— Quand j'en aurai beaucoup, je les vendrai à la ville et j'achèterai un habit qui me donnera chaud comme s'il faisait toujours du soleil.

— En as-tu déjà trouvé? reprit le jeune seigneur.

— Une seule, répliqua l'enfant, en montrant une petite cage de jonc dans laquelle il avait enfermé la mouche bleue.

— Eh bien, je la prends, interrompit Tonyk qui lui jeta son manteau; enveloppe tes membres dans ce drap précieux, cher innocent, et

(*) La mouche que l'on nomme vulgairement *demoiselle* en français, s'appelle en breton *nadoz-aér* (pour *nadoz-éar*), ce qui signifie, mot à mot, *aiguille de l'air*.

ajoute, tous les soirs, à tes prières, un *Ave* pour Mylio et un autre pour celle qui nous a mis au monde.

Les deux frères continuèrent leur route, et Tonyk eut d'abord beaucoup à souffrir de la bise, faute du manteau qu'il avait donné; mais, quand ils eurent traversé la forêt, le vent commença à souffler plus doucement, le brouillard se leva, et *une veine du soleil* brilla dans les nuées (*).

Ils arrivaient alors précisément à une prairie où se trouvait une fontaine au bord de laquelle était assis un vieillard en haillons, portant sur l'épaule le bissac des *chercheurs de pain*. Dès qu'il aperçut les deux cavaliers, il appela d'une voix suppliante. Tonyk s'approcha.

— Que voulez-vous, vieux père? demanda-t-il, en portant la main à son chapeau, par respect pour l'âge du mendiant.

(*) *Goazenn-Héaul*, expression bretonne pour indiquer un rayon de soleil qui traverse les nuées.

— Hélas! mes chers petits seigneurs, reprit celui-ci, vous voyez comme mes cheveux sont blancs et mes joues ridées! A force de devenir vieux, je me suis affaibli, et mes pieds ne peuvent plus me porter. Aussi faudra-t-il que je meure à cette place, si l'un de vous ne consent à me vendre son cheval.

— Te vendre un de nos chevaux, *chercheur de pain!* s'écria Mylio, d'un air de mépris; et avec quoi nous le payeras-tu?

— Vous voyez ce gland creusé? reprit le mendiant; il renferme une araignée qui sait fabriquer des toiles plus fortes que l'acier. Laissez-moi une de vos montures et je vous donnerai en échange l'araignée et le gland.

L'aîné des jeunes garçons éclata de rire.

— Entendez-vous, Tonyk? s'écria-t-il, en se tournant vers son frère. Par mon baptême!

il faut qu'il y ait *deux pieds de veau dans les sabots de cet homme* (*) !

Mais le plus jeune reprit doucement :

— Le pauvre ne peut proposer que ce qu'il a.

Puis, mettant pied à terre, et s'avançant vers le vieillard :

— Je vous donne mon cheval, brave homme, dit-il : non à cause du prix que vous y mettez, mais en souvenir du Christ qui a dit que les *chercheurs de pain* étaient ses élus. Emmenez-le comme votre bien et remerciez Dieu qui s'est servi de moi pour vous l'offrir.

Le vieillard murmura mille bénédictions, monta à cheval, aidé par le jeune garçon et disparut dans la prairie.

Mais Mylio ne put pardonner cette dernière aumône à son frère, et ce fut pour lui l'occasion d'éclater.

(*) *Treid lué zo éné voutou*, expression bretonne pour dire : C'est un sot, un impertinent.

— *Grande bouche* (*)! s'écria-t-il à Tonyk, avec colère, vous devriez avoir honte de l'état où vous vous trouvez par votre folie. Vous avez cru sans doute qu'une fois dépouillé de tout il vous serait permis de prendre moitié de mon argent, de mon cheval et de mon manteau; mais ne l'espérez point! Je veux que la leçon vous profite, et qu'en sentant les inconvénients de la prodigalité, vous deveniez plus économe dans l'avenir.

— C'est, en effet, une bonne leçon, mon frère, répliqua doucement Tonyk, et je ne refuse point de la recevoir. Je n'ai jamais pensé prendre ma part de votre argent, de votre cheval ni de votre manteau: suivez donc votre chemin sans vous inquiéter de moi, et que la reine des anges vous conduise.

Mylio ne répondit rien, et partit au trot de son cheval, tandis que son jeune frère conti-

(*) *Genowek*, mot à mot, *grande bouche*; injure bretonne qui équivaut à *imbécile*.

nuait à pied en le regardant de loin, sans lui faire de reproches dans son cœur.

Ils arrivèrent ainsi à l'entrée d'un passage étroit bordé de deux montagnes qui se perdaient dans les nues. On le nommait le *passage maudit*, parce qu'un *Rounfl* (*) habitait les hauteurs et guettait, de là, les voyageurs, comme un chasseur guette le gibier. C'était un géant aveugle et sans pieds, mais qui avait l'oreille si fine, qu'il entendait le ver creuser son trou dans la terre. Ses domestiques étaient deux aigles qu'il avait apprivoisés (car c'était un grand magicien), et il les envoyait pour enlever la proie quand il entendait celle-ci venir. Aussi, les gens du pays traversaient-ils le passage, leurs souliers à la main, comme les filles de la *butte du forgeron* (**) quand elles vont au marché de la *ville du haut de la*

(*) Les Bretons donnent aux ogres le nom de *Rounfl*.

(**) Roscoff, petit port de mer dans le Finistère ; en décomposant *Ros-goff*, *butte du forgeron*.

mer (*), et n'osaient-ils respirer, de peur d'être entendus par l'ogre. Mylio, qui n'était point averti, y entra à cheval, et le géant se réveilla au bruit des fers contre les cailloux.

— Holà! mes lévriers, s'écria-t-il, où êtes-vous?

L'aigle blanc et l'aigle rouge accoururent.

— Allez me chercher pour mon souper ce qui passe! cria l'ogre.

Ils partirent comme deux balles qui sortent d'un fusil, plongèrent au fond du ravin, saisirent Mylio par son manteau violet et l'emportèrent à la maison de l'ogre.

Tonyk arrivait, dans ce moment, à l'entrée du passage. Il vit son frère enlevé par les deux oiseaux et courut vers lui, en jetant un cri; mais les aigles et Mylio disparurent dans les nuages qui couvraient la plus haute montagne.

(*) Morlaix, de *mor*, mer, et de *lèz*, haut, parce qu'elle est située au haut d'un bras de mer.

Le jeune garçon demeura un moment à la même place, hors de lui, regardant le ciel et le rocher droit comme une muraille : puis il se laissa tomber à genoux les mains jointes, et s'écria :

— Seigneur tout-puissant qui avez créé le monde, sauvez mon frère Mylio !

— Ne dérange pas Dieu le père pour si peu de chose, répondirent trois petites voix qui se firent entendre tout à coup près de lui.

Tonyk se retourna étonné.

— Qui a donc parlé, et où êtes-vous? demanda-t-il.

— Dans la poche de ton pourpoint, répliquèrent les trois voix.

— Le jeune garçon fouilla dans sa poche et en retira la noix, le gland et la petite cage de jonc où les trois insectes se trouvaient enfermés.

— Est-ce donc vous qui voulez sauver Mylio ? dit-il.

— Nous, nous, nous, répondirent-ils avec leurs trois voix différentes.

— Et comment vous y prendrez-vous, mes *pauvres riens?* reprit Tonyk.

— Ouvre nos prisons, et tu le verras.

Le jeune garçon fit ce qu'ils demandaient : alors l'araignée s'approcha d'un arbre contre lequel elle commença une toile brillante et solide comme l'acier ; puis elle monta sur l'*aiguille ailée* qui l'enleva doucement dans l'air, tandis qu'elle continuait sa trame dont les fils étaient séparés de manière à former une échelle qui se déroulait à mesure. Tonyk les suivait en montant cette échelle miraculeuse, jusqu'à ce qu'il eut atteint le haut de la montagne. Alors la guêpe voltigea devant lui, et il arriva avec elle à la maison du géant.

C'était une grotte creusée dans la pierre et aussi haute qu'une église. L'ogre sans yeux et sans jambes était assis au milieu. Il balançait son corps comme un peuplier en répétant sur un air nouveau :

J'aime la chair du Léonard,
Nourri de méteil et de lard ;
Ceux du Tréguier ont un bon goût
De crêpe frite et de lait doux ;
Mais pour Vannes et Quimper, bonsoir !
Ces gens mangent trop de blé noir (*).

(*) Me gar meurbet ar Leonardd
Enez zo bevet gland kilk-lardd ;
Ar saour zo, dann Tregueriz,
Euz krampoëz hac euz leaz livriz ;
Mæs kernevodds ha gwenedis
Gand ar gwiniz-du zo gardiz.

Mot à mot :

Moi, j'aime beaucoup le Léonard,
Celui-là se nourrit avec de la viande grasse
Le Tregorrois a le goût
Des crêpes et du lait frais tiré ;
Mais Cornouaillais et Vannetais,
Avec leur blé noir, sont âpres.

Et tout en répétant cette chanson, il arrangeait des tranches de porc pour faire rôtir Mylio, qui était à ses pieds, les jambes et les bras attachés sur le dos comme un poulet habillé pour la broche. Les deux aigles se tenaient un peu plus loin, près de la cheminée, et l'un remontait le tourne-broche tandis que l'autre arrangeait le feu.

Le bruit que faisait le géant en chantant, et aussi l'attention qu'il mettait à préparer ses tranches de lard, l'avaient empêché d'entendre l'approche de Tonyk et de ses trois petits serviteurs; mais l'aigle rouge aperçut le jeune garçon: il s'élança vers lui et allait l'enlever dans ses griffes, quand la guêpe lui perça les yeux de son dard de diamant. L'aigle blanc accourut pour secourir son frère et fut également aveuglé. Alors la guêpe voltigea vers l'ogre, qui s'était dressé en entendant les cris poussés par ses deux domestiques, et elle se mit à le percer de son aiguillon sans paix ni trêve. Le géant poussait des mugissements pareils à ceux du taureau d ns le mois d'août. Il avait beau remuer ses bras comme les ailes d'un moulin à vent, il ne pouvait attrapper la mouche, faute d'yeux; et, faute de pieds, il lui était également impossible de la fuir.

Enfin il se laissa tomber la face contre terre pour échapper à son dard de feu; mais l'araignée s'approcha aussitôt et tissa sur lui un filet dans lequel il demeura pris et immobile. Il appela en vain les deux aigles à son aide; ceux-ci, que la douleur avait fait redevenir sauvages, et qui sachant l'ogre vaincu, avaient cessé de le craindre, voulurent se venger de leur long esclavage: ils accoururent en battant des ailes vers leur ancien maître et se mirent à le déchirer avec rage, sous le filet d'acier. A chaque coup de bec, ils emportaient un lambeau de chair, et ils ne s'arrêtèrent que lorsqu'ils furent arrivés aux ossements cardinaux (*). Alors ils se couchèrent sur la carcasse de l'ogre, et, comme la viande de magicien ne peut être digérée, ils crevèrent là, tous deux, sans se relever.

Quant à Tonyk, il avait dénoué les liens de son frère, et, après l'avoir embrassé avec des larmes de joie, il l'avait conduit hors de la maison de l'ogre, au bord du rocher. L'*aiguille ailée* et la guêpe y parurent bientôt, attelées à la petite cage de jonc qui s'était transformée en carrosse. Elles invitèrent les deux frères à s'y asseoir, tandis que l'araignée se plaçait derrière comme un laquais de grande maison, puis l'attelage partit avec la rapidité du vent.

Tonyk et Mylio traversèrent sans peine de cette manière les prés, les montagnes et les villages (car, dans l'air, les chemins sont tou-

(*) *Æskern kardinaledd*, pour signifier les principaux ossements du corps humain.

jours en bon état), jusqu'à ce qu'ils fussent arrivés devant le château de leur oncle.

Là, le carrosse toucha terre et roula vers le pont-levis, où les frères aperçurent leurs deux chevaux qui les attendaient; mais à l'arçon du cheval de Tonyk étaient suspendus sa bourse et son manteau; seulement, la bourse était plus grande, plus remplie, et le manteau était tout brodé de diamants.

Le jeune garçon étonné voulut se tourner vers le carrosse pour demander ce que cela signifiait; le carrosse avait disparu, et, à la place de la guêpe, de l'*aiguille ailée* et de l'araignée, il n'y avait plus que trois anges éblouissant de lumière.

Les deux frères, saisis, tombèrent à genoux.

Alors un des anges, celui qui était le plus beau et le mieux vêtu, s'approcha de Tonyk et lui dit:

— Sois sans crainte, bon cœur, car la femme, l'enfant et le vieillard que tu as secourus n'étaient autres que la vierge Marie, Jésus son Fils et saint Joseph. Ils nous ont donnés à toi pour que tu puisses faire le voyage sans danger, et, maintenant que tu es au but, nous retournons au paradis. Rappelle-toi seulement ce qui est arrivé et que ceci soit un exemple !

A ces mots, les trois anges étendirent leurs ailes et s'envolèrent comme trois hirondelles, en répétant l'*Hosannah* qui se chante dans les églises.

FIN.